Te $\frac{39}{70}$

L'ÉTHÉRISATION ET LA CHIRURGIE LYONNAISE

POUR SERVIR A L'HISTOIRE

DE

L'ANESTHÉSIE CHIRURGICALE EN FRANCE

Par J.-E. Pétrequin

Ex-chirurgien en chef de l'Hôtel-Dieu de Lyon, chevalier de la Légion d'honneur, etc.

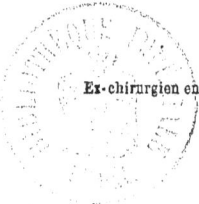

In morbis prodesse aut saltem non nocere.
Hippocrate, *epidem.* liv. 1. c. 8.

Parmi les découvertes qui font le plus d'honneur à notre siècle, l'histoire sans contredit se plaira à citer celle de l'anesthésie chirurgicale : ôter la douleur dans les opérations avait toujours été le rêve favori des chirurgiens, qui jusque-là n'avaient pu le réaliser; l'anesthésie se présentait comme une conquête précieuse pour l'humanité souffrante ; mais la malencontreuse préférence qu'a trop longtemps usurpée la plus dangereuse des deux méthodes anesthésiques a failli en faire un mal presque aussi grand peut-être que le bien qu'on pouvait en espérer : ce devait être un immense bienfait ; l'esprit de système et la routine ont abouti à en faire un danger permanent, une source de deuil.— Je n'ai point ici à défendre une cause personnelle en fait d'invention ou de priorité : je me propose un but plus élevé, car il s'agit d'une question de philanthropie, de dignité de l'art, et, si l'on peut ainsi dire, de morale professionnelle: le rôle de Lyon dans ce grave débat mérite d'être connu et signalé.

En 1846 le docteur Jackson découvrait à Boston (Etats-Unis) l'anesthésie par l'éther, et, dès 1847, sa méthode se répandait en Europe, où elle se vulgarisa avec une rapidité inouïe : à Paris et dans toute la

1866

France, il n'y eut pas de chirurgien, qui ne s'empressât de faire jouir ses malades du bénéfice de l'éthérisation ; l'école de Lyon se distingua entre toutes : chacun s'y appliqua à améliorer le procédé opératoire ; les résultats furent satisfaisants.— Un an s'était à peine écoulé, lorsque le chloroforme (découvert en 1831 par M. Soubeiran), fut proposé par M. Simpson d'Edimbourg, et vint opérer une révolution qui aboutit à une grande perturbation: le travail commencé pour perfectionner l'éthérisation fut enrayé ; les esprits se trouvèrent rejetés d'un autre côté. On présentait le nouvel agent anesthésique comme bien préférable en ce qu'il produisait des effets plus rapides et plus complets que l'éther, et n'exposait pas, comme lui, à l'agitation nerveuse; Paris adopta le chloroforme ; à Lyon, nous nous empressâmes de l'expérimenter aussi ; mais, hélas ! des accidents mortels ne tardèrent pas à survenir chez nous, comme ailleurs. Quand je vis entre les mains expérimentées de mes confrères, quelques malades succomber soudainement par l'action du chloroforme, sans que rien pût les rappeler à la vie, et sans que rien pût faire prévoir ni prévenir cette catastrophe, mon parti fut pris : c'était celui que commandait l'humanité; je renonçai à un agent aussi dangereux, qui ne donnait pas de sécurité à l'opérateur, et qui, en tenant ses malades sous le coup d'une mort toujours imprévue et presque toujours irrévocable, devait tôt ou tard lui laisser un remords. J'avais constamment trouvé l'éther innocent; il continua à me donner de bons résultats, sans jamais mettre en péril la vie du patient ; c'était à mes yeux à la fois une question de science et de philanthropie: partout où le chloroforme régnait seul, on apprenait de temps à autre qu'il était survenu quelque sinistre, et l'on était loin de les apprendre tous !

Nous ouvrîmes, M. Diday et moi, une campagne en faveur de l'éther; il publia une série d'articles remarquables, et moi je fis de la propagande dans mon service d'hôpital, mes leçons de clinique, le comité médical des hôpitaux, etc. Aussi en 1849 M. le professeur Bouisson nous signalait comme des partisans déclarés de l'éthérisation : « quelques chirurgiens sont restés fidèles à l'éther, soit par reconnaissance pour les services qu'il a rendus, soit par l'appréhension des dangers inhérents à l'excès d'activité du chloroforme : MM. Pétrequin et Rodet à Lyon, M. Cantu à Turin, se tiennent pour satisfaits du progrès réaliés par l'importation des inhalations éthérées, et n'ont pas reconnu la légitimité de la substitution du chloroforme; approuvant leur exemple, M. Diday a plus nettement formulé sa pensée, et, dans divers articles pleins de verve, il a lancé un arrêt de proscription contre le chloroforme, auquel il préfère dans tous les cas l'éther.» (*Gaz. méd., Paris,* 1849, p. 123). Nous amenâmes M. Gensoul à partager nos préférences pour l'éther ; mais tous nos autres confrères étaient pour le chloroforme, comme à Paris.

Il faut reconnaître que les accidents, *mal interprétés,* frappaient les esprits sans les éclairer. L'Académie de médecine de Paris exerça à cet égard une fâcheuse influence : M. Malgaigne, dans un rapport resté fameux, s'efforça d'établir, au sujet de la malade que M. Gorré (de Boulogne), qui la chloroformisait, vit succomber soudainement en moins d'une minute : 1° que la mort ne saurait être attribuée en aucune façon à l'action toxique du chloroforme ; 2° qu'il existe dans la science un grand nombre d'exemples tout à fait analogues de morts subites et imprévues, etc. (Séance du 31 octobre 1848). M. Bouisson ne craignit pas de juger sévèrement ce rapport : « A défaut d'arguments naturels pour disculper le chloroforme, le rapporteur se livre à des efforts inouïs pour faire oublier l'influence réelle exercée par cet agent. Bornant à trois les faits où la mort ne peut être attribuée qu'au chloroforme, M. Malgaigne a rejeté les autres dans *la catégorie équivoque des morts subites* » (*Gazett. médic. de Paris,* 1849, p. 122). On se trompait ainsi sur les véritables causes de la mort : « Il n'y avait pas eu seulement coïncidence, il y avait eu corrélation » (Bouisson). Bientôt l'Académie de médecine induisit elle-même les chirurgiens en erreur touchant la prétendue prophylaxie qu'on enseignait en votant, malgré la protestation de quelques voix prudentes, l'étrange conclusion suivante, si souvent démentie par les faits : « *On se met à l'abri de*

tous les dangers (1) en observant exactement les précautions suivantes : 1° s'abstenir ou s'arrêter dans tous les cas de contre-indication
bien avérée, et vérifier avant tout l'état des organes de la circulation
et de la respiration ; 2° prendre soin, durant l'inhalation, que l'air se
mêle suffisamment aux vapeurs de chloroforme et que la respiration
s'exécute avec une entière liberté ; 3° suspendre l'inhalation aussitôt
l'insensibilité obtenue, sauf à y revenir quand la sensibilité se réveille
avant la fin de l'opération » (6 février 1849). Les événements n'ont
que trop prouvé depuis que cette prophylaxie ne valait pas mieux que
la théorie des accidents. Les victimes continuèrent à s'ajouter aux
victimes.

Une réaction contre la capitale se manifesta dans la province ; malheureusement, sous prétexte d'éclectisme, la plupart se fourvoyèrent
en voulant concilier les deux agents anesthésiques. M. Bouisson
(de Montpellier), dans un mémoire d'ailleurs très-bien fait, s'appliqua à spécifier les indications respectives du chloroforme et de l'é-
ther (*Gaz. médic. de Paris*, 1849, p. 97). M. Sédillot, de Strasbourg (*Acad. des scienc.* 10 janvier 1848) et M. Simonnin de
Nancy, etc., employaient aussi l'un et l'autre. Le plus grand nombre
fut même entraîné peu à peu à considérer, avec M. Bouisson, la chloroformisation comme la méthode générale, et l'éthérisation comme la
méthode exceptionnelle. En 1852, M. Sédillot ne s'occupait plus que
du chloroforme dans une lettre à l'Académie des sciences (12 janvier),
où il allait jusqu'à affirmer que *le chloroforme pur et bien employé ne
tue jamais*. Il est permis de dire que Lyon fut le seul théâtre de la

---

(1) M. Huguier protesta contre ces conclusions qu'il accusait d'être *trop absolues*.
M. J. Guérin proclama que ces doctrines étaient dangereuses et devaient être re-
poussées par tous ceux qui s'intéressaient au salut des malades. M. Blandin ajouta
qu'il y avait imprudence à trop rassurer les chirurgiens, et qu'au lieu de leur
enseigner une prophylaxie fort contestable, il eût été plus sage de les tenir en
garde contre les dangers du chloroforme, etc.

véritable réaction dont nous avions arboré le drapeau; nous verrons qu'elle ne dévia point et se fortifia de jour en jour.

Après trois années consécutives d'expériences, je crus de mon devoir, pour éclairer mes confrères autant qu'il était en mon pouvoir, de prononcer publiquement une sorte de jugement médical dans une séance solennelle (30 décembre 1849), où j'avais à rendre compte, devant l'administration des hôpitaux, de mon service chirurgical à l'Hôtel-Dieu : « J'ai eu la satisfaction d'assister à l'une des plus belles découvertes dont puisse se glorifier notre art, celle d'ôter la douleur dans les opérations. Aux yeux du philanthrope, quelle autre pourrait avoir plus d'importance et de prix que celle qui vient anéantir la souffrance en plongeant le malade dans l'insensibilité d'un sommeil précieux au moment même où le fer de la chirurgie doit enlever de ses organes le mal qui les rongeait? Mais, pour vouloir soustraire à la douleur, il importe avant tout de ne point exposer l'existence même du patient! Aussi, du jour où j'ai vu le chloroforme, entre les mains des praticiens les plus habiles, faire successivement plusieurs regrettables victimes, j'ai cru devoir rejeter loin de moi un poison si subtil, qui souvent, au lieu d'endormir, frappait de mort avec la rapidité de la foudre, et dont la science ne connaissait point l'antidote. La prudence et l'humanité me semblaient commander cette conduite, et, à cette heure, où ma position de chirurgien en chef de l'Hôtel-Dieu m'a mis à même d'expérimenter *l'éther rectifié* plus peut-être qu'aucun autre chirurgien en Europe, et où je trouve en lui un agent sûr qui satisfait à la fois la conscience et la science, ma conviction est plus profonde que jamais, et je ne crains pas de renouveler, avec toute l'autorité qui m'est permise, la condamnation morale qui doit peser sur le chloroforme » (Pétrequin, *Clinique chirurgicale de l'Hôtel-Dieu de Lyon*, in 8°, 1850, p. 84). Ce jugement, qui semble trop sévère, n'était que juste : l'histoire clinique du chloroforme l'a surabondamment démontré.

En 1850, je constatai à Paris que l'éther était presque oublié; c'était un engouement général pour le chloroforme; il était aisé de prévoir

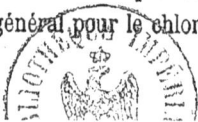

que le programme de l'Académie devait longtemps porter des fruits amers. Rien, en effet n'avait pu encore désillusionner les esprits.

Quelles furent les causes qui ont surtout nui à la vulgarisation de l'éthérisation? Je les rapporte à trois principales; ce sont celles qui ont rendu au début l'anesthésie moins facile et moins bonne : 1° l'imperfection des instruments; 2° l'impureté de l'éther; 3° l'inexpérience des opérateurs. Nous allons voir comment ces difficultés ont été vaincues: — 1° les instruments pour éthériser étaient tous fort compliqués, incommodes et défectueux; ils étaient fragiles, et rien n'était embarassant à transporter comme un appareil à éthérisation. J'en avais moi-même imaginé un qui me réussissait assez bien; mais dès que je connus le *sac à éthériser*, inventé par M. Munaret et vulgarisé par M. Jules Roux, j'abandonnai mon propre appareil, et j'adoptai le leur, comme plus simple, plus commode, plus portatif, et remplissant d'ailleurs toutes les indications. C'est un sac d'étoffe, doublé d'une vessie de cochon, garni sur le bord d'un cordon à coulisse, et percé latéralement d'une ouverture qu'on peut à volonté ouvrir ou fermer à l'aide d'une cheville. On place au fond trois ou quatre petites éponges fines qu'on imbibe d'éther au moment de l'opération. Cette heureuse simplification instrumentale a réalisé un grand progrès pour l'éthérisation.

2° Il n'y avait pas moins à faire pour l'éther que pour les instruments. En 1847, il n'existait guère dans les pharmacies qu'un *éther médicinal* à 56 degrés, c'est à dire trop faible pour bien éthériser, et encore était-il plus ou moins impur : il contenait souvent de l'acide sulfureux, de l'alcool hydraté, de l'huile pesante de vin, des huiles empyreumatiques, et parfois des traces d'acide sulfurique, etc., substances qui lui donnaient une odeur désagréable et provoquaient la toux, l'éternuement et des nausées. Cet éther, impur et trop faible, avait le grave inconvénient d'éthériser assez mal, difficilement et longuement, et d'exposer à une agitation nerveuse et à une sorte d'ivresse avant d'arriver au sommeil désiré. Ceux qui dénigrent *aujourd'hui* l'éthérisation comme étant une opération laborieuse, fort désagréable, d'une durée indéterminée et ne donnant que des résultats plus ou moins incomplets, nous semblent ne s'être pas tenus assez au courant de la question ; car tout ce qu'ils avancent ne se rapporte qu'à l'époque des premiers débuts et à des imperfections qui ont depuis longtemps cessé d'exister. Leurs critiques n'ont plus de raison d'être, et l'on peut conclure qu'en méconnaissant les progrès accomplis ils se montrent un peu arriérés sous ce rapport. — Nous disions que l'ancien éther offrait deux inconvénients majeurs auxquels il importait avant tout de remédier : il s'agissait d'abord de le rectifier, en le débarrassant des impuretés qui l'altéraient; c'est ce qui fut peu à peu exécuté à l'aide de manipulations aujourd'hui vulgaires. Il fallait ensuite en élever le titre, car sa légèreté fait sa force: il fut concentré à 62 et à 63 cu 64 degrés : Nous eûmes dès lors un excellent agent anesthésique. La chirurgie lyonnaise exerça, sous ce rapport, une assez large influence, car elle modifia le commerce de la pharmacie : on n'avait eu jusque-là que de l'éther à 56 degrés ; dès 1850 on pouvait se procurer, dans toutes les bonnes pharmacies de Lyon. *de l'éther rectifié à éthériser*. C'est là ce qui permit peu à peu à l'éthérisation de se répandre dans les villes et les campagnes environnantes, où les élèves de notre école allaient s'établir.

3° Enfin pour le procédé opératoire, tout était à créer. La nouveauté de la méthode explique l'inexpérience des opérateurs et les tâtonnements qui se succédèrent. Tout cela rendit les débuts de l'éther difficiles ; il fallait un apprentissage. Au contraire, quand le chloroforme parut, tout était préparé: ses débuts furent faciles et heureux. C'est le souvenir des premiers temps et de leurs difficultés qui a pesé sur les destinées de l'éther, quand il a eu plus tard à lutter contre son rival, entrant dans la carrière, neuf et dégagé de tout passé compromettant. On se rappelle que, dans le principe, on proposa tour à tour l'éthérisation graduée, l'éthérisation intermittente, l'éthérisation restreinte, etc., toutes méthodes défectueuses, propres à prolonger beaucoup l'opération, à en exagérer les inconvénients, à exposer à l'ivresse, à l'agitation nerveuse, à l'état nauséeux, etc. En général, l'éthérisation doit être continue jusqu'à l'anesthésie.

Voici le procédé que, d'après une longue expérience, je crois être le meilleur : le malade est couché, la tête un peu relevée pour ne pas déglutir de l'éther; je fais verser d'emblée sur les éponges 20 à 25 grammes d'éther, et l'on plonge aussitôt le menton, la bouche et le nez du patient dans le sac, dont on serre convenablement la coulisse pour intercepter l'air, du moins en partie; je recommande au malade de faire de grandes inspirations, et, dès qu'il est bien en train, je ferme graduellement l'ouverture avec la cheville, puis je fais doubler la dose d'éther; il faut alors procéder en silence, sans parler ni répondre à l'opéré; il est bon de lui couvrir les yeux avec un mouchoir, pour mieux l'isoler du monde extérieur. Généralement l'anesthésie arrive assez vite et paisiblement. S'il se montre quelque phénomène d'agitation nerveuse, je fais maintenir les quatre membres, et ajouter une nouvelle dose d'éther; le patient, en faisant des efforts, respire plus largement, et il est bientôt endormi. L'opération doit elle être longue? Une fois que le sommeil est complet, je fais enlever le sac pour laisser la respiration libre, sauf à réappliquer l'appareil dès qu'on aperçoit le moindre retour de la sensibilité. Avec ces précautions, j'ai pu, sans le plus petit inconvénient, prolonger l'anesthésie 40 et 50 minutes. Je n'ai jamais eu de cas de mort, ni d'accidents graves à déplorer ; j'ai même la conviction intime qu'ils sont presque impossibles avec *l'éther rectifié*, quand on procède avec soin. En moyenne 4 à 6 ou au plus 7 minutes suffisent pour obtenir le sommeil. Si ce dernier se prolonge après que tout est fini, on peut l'abréger en donnant de l'air avec un éventail. Je fais prendre par gorgée un peu d'eau vinaigrée quand l'opéré demande à boire ou qu'il est incommodé par le goût de l'éther. Notons qu'il est aisé de prévenir les accidents en surveillant la circulation et la respiration: en général, le pouls s'accélère d'abord, puis se ralentit, et enfin se rapproche du rhythme normal ; il doit être régulier, assez large et ferme; s'il devenait concentré, irrégulier et plus ou moins misérable, il faudrait cesser les inhalations et donner de l'air. Quant à la respiration, elle commence d'ordinaire par être resserrée et comme retenue par le fait de l'appréhension, puis elle devient plus complète et plus rapide; elle finit par être pleine, égale et ralentie. Si on la voyait devenir pénible, irrégulière, entrecoupée ou suspirieuse, il faudrait enlever l'appareil et faire jouer l'éventail. Ces moyens simples m'ont toujours réussi (2). Pour arriver à une grande régularité dans la manœuvre, et n'avoir plus à me préoccuper de tous ces détails dans mes opérations en ville, je pris soin de former à l'éthérisation un aide qui venait endormir mes malades, et qu'ensuite M. Gensoul prit aussi pour son éthérisateur. Nous n'avons guère eu d'autre accident à combattre que quelques vomissements muscoso-bilieux, d'ailleurs sans gravité. L'eau vinaigrée m'a paru assez efficace dans ce cas. En règle générale, il faut pour l'anesthésie que l'estomac soit vide, même de tisane. Enfin comme l'éther est fort in-flammable, il est essentiel d'éloigner tout corps en ignition, sous peine d'allumer un incendie qui pourrait devenir fâcheux pour l'opéré et les assistants.

En 1855, je retournai à Paris; l'éther avait alors gagné beaucoup de terrain à Lyon : M. Colrat s'était rallié des premiers; plus tard, M. Barrier avait suivi son exemple, et après lui M. Bonnet et presque tous les chirurgiens lyonnais. A l'étranger, on constatait quelque chose d'analogue : en 1853, M. Horer écrivait d'Amérique que le chloroforme était abandonné à Boston, et que l'éther y avait repris son empire primitif; en Irlande, M. Lee professait en 1854 que le chloroforme devait être rejeté de la pratique obstétricale à cause de ses effets pernicieux (*Gaz. médic. de Paris*, 1854, p. 573); en Écosse, M. Lizars avouait que le chloroforme, à Édimbourg, dans sa propre patrie, « était devenu l'objet de l'animadversion publique, » en raison des rapports des hôpitaux et des enquêtes judiciaires (*Gaz. médic. de Paris*, 1854, p. 626). Dans l'armée sarde (3) pendant l'expédition de

----

(2) On surveille la respiration et la circulation pour se mettre à l'abri des acci-dents; et l'on suit l'engourdissement progressif de la sensibilité et de la motilité pour se tenir prêt à opérer au moment opportun.

(3) A Milan, dès 1848, MM. Tizzoni, Quaglino et Manzolini concluaient de nom-

Crimée, les chirurgiens militaires n'employèrent que l'éther (Baudens, *Académie des sciences*, 12 décembre 1855).

Quant à Paris, allait-il enfin modifier aussi ses doctrines? On pouvait presque l'espérer, d'après ce qu'avait naguère écrit M. Guérin dans son désir de voir changer cet état de choses : « A mesure que les cas de mort par le chloroforme se multiplient, on revient de l'engouement et de l'aveuglement avec lesquels cet agent anesthésique avait été amnistié de ses méfaits. Les hommes qui les premiers en ont signalé les dangers ne sont plus traités d'ennemis du progrès » (*Gaz. médic.* 1853, p. 413). Malheureusement ces paroles n'étaient pas encore de l'histoire, ce n'était qu'une espérance. L'engouement pour le chloroforme existait toujours : rien n'avait encore pu le détruire, ni les cas mortels que cet agent continuait à produire en France et à l'étranger, ni la réussite complète et sûre que nous obtenions à Lyon avec *l'éther rectifié*, sans avoir à la payer au prix de la vie de nos malades, ni enfin les poursuites judiciaires qu'on vit successivement à Strasbourg en 1852, à Paris en 1853, en Angleterre à plusieurs reprises, la justice intenter contre quelques médecins, sous la prévention d'homicide par imprudence. Le règne du chloroforme était exclusif; les publications récentes de MM. Robert et Jobert (de Lamballe) ne s'occupaient que de lui (4), il était seul employé dans la pratique des hôpitaux. Les auteurs des livres classiques semblaient ignorer les progrès accomplis ailleurs : on voyait avec surprise M. Dorvault, dans la 4ᵉ édition de son OFFICINE, ne parler, en 1855, que de l'éther à 56 degrés ! La surprise était à son comble quand on l'entendait dire du chloroforme: « Son inhalation est moins irritante, moins fatigante

---

breuses expériences comparatives faites sur les animaux : 1° les inspirations chloroformiques produisent des phénomènes beaucoup plus graves que celles avec l'éther ; 2° on doit donner la préférence à l'éther sur le chloroforme, etc. (*Gaz. medic. lombard.; Gaz. médic. Paris*, 1849, p. 127).

(4) Ajoutons que le docteur Yvonneau donnait de son côté en 1853 un *traité du chloroforme et de ses applications.*

et *moins dangereuse, malgré les cas de mort signalés,* que celle de l'é-
ther » (*Op. cit.*, p. 198). Était-ce là un reste de cet aveuglement dont
se plaignait M. Guérin ? La vérité n'était pas de ce côté ; elle se trouve
dans ces paroles de M. Velpeau devant la justice : « Avec le chloro-
« forme, il y a des cas où la mort peut arriver même quand on a agi
« avec la plus grande prudence et d'après toutes les règles de la
« science » (3 mai 1853). La conclusion forcée est donc que son
emploi n'est jamais sans danger : aussi MM. Littré et Robin étaient-
ils logiquement conduits à dire, dans le DICTIONNAIRE DE MÉDECINE DE
NYSTEN : « La règle doit être de n'appliquer les anesthésiques qu'à
des malades qui l'exigent » (1855). Voilà à quoi les opérateurs
seraient réduits par la logique des faits ; mais ce résultat serait-il
satisfaisant ? Est ce donc là tout ce que peut la science ? Non, sans
doute ! ce n'est pas elle qu'on doit accuser, mais le mauvais choix
qu'on a fait parmi ses procédés : qu'on abandonne l'agent qui tue
sans qu'on puisse jamais le prévoir ni l'empêcher, et qu'on choisisse
celui qui, purifié et aujourd'hui bien éprouvé, nous donne des suc-
cès constants, et maintenant indemnes d'accidents mortels.

En 1859, M. Hervez de Chégoin, frappé comme nous de l'urgence
qu'il y avait de prendre un parti décisif pour sortir de la voie péril-
leuse où l'on était engagé, porta la question devant la Société de chirurgie de Paris (5) : c'était s'adresser à l'élite des chirurgien de la

(5) Ce n'était pas la première fois que cette savante Compagnie avait eu à s'en
occuper ; déjà à plusieurs reprises, des voix autorisées s'étaient fait entendre pour
protester contre le règne exclusif du chloroforme. Ainsi, en 1853, M. A. Forget,
dans une intéressante communication pleine de faits bien étudiés et de considéra-
tions importantes, s'était appliqué à discuter et à combattre le rapport de M. Robert
en faveur du chloroforme, en montrant tous les dangers dont s'accompagne l'emploi de cet agent anesthésique et en faisant voir que la mort peut survenir dans
des circonstances fort diverses, et qu'en somme le chirurgien n'est jamais sûrement
à l'abri des accidents. Entre autres conclusions motivées auxquelles arrivait
M. Forget, je me plais à signaler les suivantes :

capitale ; nous espérions que ces hommes éminents éclairés par l'expérience générale et par les sinistres qu'on avait eu à déplorer autour
d'eux, écouteraient la voix du temps et des faits. Hélas! la savante
compagnie donna, pour ainsi dire, une seconde représentation du
programme de l'Académie de médecine : la première avait innocenté
le chloroforme ; la seconde alla plus loin, elle accusa l'éther ; il ne
ne pouvait mériter, répondit-on à M. Hervez, de remplacer le chloroforme ; « parce qu'il a l'inconvénient de demander beaucoup de temps,
« de procurer une ivresse bruyante, loquace, parfois érotique chez
« les femmes, et d'exiger des appareils spéciaux. De plus, il ne donne
« pas les anesthésies profondes avec résolution musculaire, dont nous
« ne pouvons plus nous passer pour le redressement des membres
« dans les arthrites, pour la réduction des fractures, des luxations,
« des hernies. Or, si l'on veut essayer d'arriver à une anesthésie de
« ce genre avec l'éther, on expose les malades à la mort tout aussi
« bien qu'avec le chloroforme » (séance du 10 mars). On pourrait
répliquer que cette grave accusation n'est qu'un anachronisme ; elle
renferme plus d'une allégation fort contestable ; elle pouvait peut-
être se concevoir, quoique à tort, touchant l'éthérisation de 1847 ;
mais elle était aussi injuste qu'inexacte à l'égard de l'éthérisation de
1859. Nier ou méconnaître les progrès réellement accomplis c'est
nuire aux questions qu'on veut résoudre : tout ce qu'on fait ainsi
devient dès lors sujet à révision. Aussi ce jugement, que M. Diday
attaqua vivement (*Gaz. méd. de Lyon*, 1859, p. 205), fut-il frappé
d'appel, et il méritait de l'être.

« 1° Le chloroforme pur et bien employé peut donner la mort ;

« 2° Dans l'état actuel de nos connaissances, l'art ne possède aucun moyen in-
failllible de prévenir les funestes accidents qui peuvent suivre l'inhalation du
chloroforme ;

« 3° La constatation de cette impuissance de l'art prescrit, en saine logique, de
renoncer à l'emploi du chloroforme dans la pratique chirurgicale, et de lui pré-
férer l'éther, qui est loin d'avoir les mêmes dangers. »

La Société de médecine de Lyon fut saisie de la question par
M. Barrier (séance du 28 mars) ; il s'agissait de juger comparative-
ment l'éther et le chloroforme au point de vue clinique. L'honorable
membre fut admis à développer sa proposition, et il conclut en ces
termes : « Si l'éther est moins prompt dans son action, plus désagréable dans ses effets, il est infiniment moins dangereux, et anesthésie tout aussi bien que le chloroforme ; c'est donc à l'éther que les chirurgiens doivent donner la préférence » (séance du 4 avril). Mes col-
lègues me firent l'honneur de m'inviter à ouvrir la discussion :
« Je rappelai d'abord que l'éther, employé pendant près de deux ans
« avant le triomphe de son rival, n'avait occasionné que très-peu
« d'accidents, malgré l'inexpérience des opérateurs ; mais à peine le
« chloroforme fut-il introduit que la presse enregistra de nombreuses
« victimes.— « On a publié, a dit M. Barrier, une *centaine de cas de*
« *mort* par le chloroforme, mais il y en a, en réalité, un beaucoup
« plus grand nombre : à Lyon, pendant la vogue éphémère dont il a
« joui, il y a eu cinq ou six victimes de cet agent anesthésique, et un
« seul de ces cas de mort fut publié ; un autre fut raconté publique-
« ment, mais sans être divulgué par la presse. Que si l'on juge, hypo-
« thèse toute naturelle, que les choses se sont passées ailleurs de la
« même manière, on arrive, en établissant un rapport très-simple, à
« conclure que, pour le monde entier, *les cas de mort par le chloroforme*
« *s'élèvent à plusieurs centaines* (6). • — Avec l'éther, on est forcé
« de reconnaître qu'il n'y en a eu qu'un petit nombre ; Lyon n'en
« compte pas un seul et cette différence est déjà un premier argument
« en sa faveur. Maintenant, si au lieu de prendre cette statistique en
« chiffres bruts, on analyse les observations publiées, l'avantage de

---

(6) Notons que dès 1853, M. Baudens avouait que « le nécrologe du chloroforme était gros d'environ 80 faits. » (*Lettre à l'Académie des sciences*, 18 juillet
1853) ; M. A. Forget reconnaissait 85 cas de mort, c'est-à-dire 78 outre les 7 du
rapport de M. Robert (*Société de chirurgie*, séance du 20 Juillet 1853).

« de cette méthode ressort avec bien plus d'évidence ; car parmi les
« cas mortels qu'on attribue à l'éther, on trouve que plusieurs malades
« n'ont succombé que deux jours, trois jours, cinq jours, et même
« quinze jours plus tard, et qu'en outre l'opération qu'on pratiquait
« a été suivie de complications graves, indépendantes de l'éthérisa-
« tion, comme hémorrhagies, etc., si bien que les cas de mort dont
« on peut vraiment accuser l'éther se réduisent, en définitive, à un
« bien petit nombre.— On n'en peut pas dire autant pour le chloro-
« forme : le nombre des victimes est considérable, et les accidents
« sont prompts et rapides. Le patient succombe soit pendant l'opéra-
« tion, soit peu de temps après, en sorte qu'il y a là un résultat direct
« et évident de cause à effet. On a bien voulu, pour se mettre à
« l'aise, déguiser ces accidents sous le masque des morts subites (7).
« Mais pourquoi ces prétendues morts subites sont-elles presque spé-
« ciales à la chloroformisation ? Pourquoi s'y montrent-elles en si
« grand nombre ? Ne cherchons pas à nous faire illusion, et reconnais-
« sons qu'elles ont tous les caractères des morts qu'on provoque
« chez les animaux dans les expériences avec le chloroforme !

  « Ceci posé, si, poussant plus loin mon analyse, j'étudie l'intensi-
« té des accidents et leur mode de production, il me sera permis de
« signaler entre eux de très-grandes différences : ainsi ceux de l'éther
« ne sont ni aussi violents ni aussi instantanés ; ils sont progressifs,
« et l'expérience m'a démontré qu'il est toujours possible de les
« arrêter en suspendant les inhalations, en faisant ouvrir les fenêtres,
« en éventant le malade, et, au besoin, en lui faisant sentir de l'ammo-

---

(7) Nous avons déja vu M. Bouisson s'élever contre cette trop commode interprétation ; un autre orateur disait avec ironie à l'Académie de médecine : « il faut
convenir que depuis quelque temps ces cas de mort subite sont beaucoup plus
multipliés qu'autrefois ! » (11 septembre 1849). M. Rochoux ajoutait de son
côté : « quant aux morts survenues inopinément à la suite des opérations, elles
sont très-rares, tandis que les morts à la suite de l'emploi des anesthésiques sont
devenues très-communes ! » *ibid.*

« niaque, etc. Enfin, ce qui est mieux encore, on peut les prévenir en
« surveillant, comme je l'ai dit, la circulation et la respiration. Je suis
« en mesure d'affirmer que, à l'aide de ces précautions, je n'ai jamais
« eu d'accidents graves, malgré le grand nombre des opérations que
« j'ai pratiquées.— La violence et la soudaineté caractérisent les ac-
« cidents dus au chloroforme : tantôt ils s'aggravent très-vite par les
« progrès rapides d'une véritable intoxication ; tantôt, à un moment
« donné, ils éclatent brusquemment comme par une sorte de sidéra-
« tion, et le sujet tombe comme foudroyé ; il est dans ces cas, presque
« toujours impossible de rappeler à la vie les malheureux qu'a frappés
« ce redoutable agent : aussi ne peut-on guère avoir confiance dans les
« meilleurs moyens proposés jusqu'ici comme curatifs, et c'est là
« assurément une grande infériorité part rapport à l'éther.

« Mais si l'on ne peut remédier aux accidents accomplis, peut-on
« du moins les prévenir ? Hélas ! on est forcé d'avouer que les précau-
« tions recommandées n'ont pas la valeur prophylactique qu'on leur
« attribuait ; c'est encore à tort qu'on a prétendu que le chloroforme
« pur ne tue jamais ; la clinique apprend que l'opérateur n'a pas
« de garantie avec cet agent : nous avons vu à l'hôpital endormir deux
« malades avec le même chloroforme tiré du même flacon et à dose
« pareille ; l'un d'eux n'éprouva aucun malaise, et l'autre, après
« quelques instants, succomba comme frappé par la foudre.— C'est
« en vain qu'on a voulu établir des catégories parmi les malades,
« réserver pour le chloroforme les sujets d'une forte constitution,
« exempts de maladies pulmonaires et cardiaques ; et pour l'éther, les
« enfants, les vieillards, et tous les sujets débilités par des maladies
« antérieures, des privations ou des peines morales ; enfin entrepren-
« dre avec le premier les opérations courtes, et avec le second les
« opérations longues et graves. Ne trouvera-t-on pas, comme moi,
« que ces indications spéciales, imaginées par les partisans du chlo-
« roforme, n'aboutissent qu'à jeter de la défaveur sur cet agent ? Et
« n'est-ce pas faire l'éloge de l'éther que de reconnaître qu'il est
« accessible au plus grand nombre, que les existences débiles le tolè-

« rent impunément, et que lui seul peut permettre les opérations
« laborieuses et de longue durée? Comment pourrait on mieux dé-
« montrer qu'il est supérieur et moins dangereux? Au reste, ces ca-,
« tégories ne sont qu'une fiction inventée pour les besoins de la cause,
« et les statistiques sont là pour en faire ressortir l'inanité; nous avons
« vu les sujets les plus robustes ne pas résister au chloroforme; en
« somme, avec ce terrible agent rien ne peut nous donner de ga-
« rantie certaine, ni le choix du malade, ni le choix du chloroforme
« et de ses doses.

« Une circonstance dont à plaisir on a exagéré l'importance en sa
« faveur, c'est qu'il endort plus vite; nous ne voulons pas le contester,
« mais il est incontestable aussi que c'est la rapidité même de son
« action qui fait sa nocuité, et que c'est en raison de leur soudaineté
« que les accidents frappent d'une manière irrémissible. Cela mérite
« qu'on y réfléchisse; M. Bouisson a très-bien dit : « La bonne règle
« en chirurgie consiste moins à économiser le temps qu'à économiser
« le danger » (Gaz. méd., 1849, p. 97). Après tout, cette différence
« de temps est-elle donc si considérable? Il ne faut guère moins de 3 à
« 4 minutes généralement pour obtenir le sommeil; or, avec l'éther
« rectifié nous y arrivons en 4 à 6 minutes, et au plus 7, en moyenne.
« Faut il donc, pour une minime différence de 2 à 3 minutes, expo-
« ser la vie des opérés? Aucun chirurgien, s'il y réfléchit sérieusement,
« n'osera répondre par l'affirmative; et c'est là une nouvelle con-
« damnation du chloroforme.

« J'arrive à une dernière objection qu'on s'est plu à colporter con-
« tre l'éther. Je m'étonne qu'il se soit rencontré des chirurgiens
« pour la patronner, tant elle dénote d'inexpérience ou, pour mieux
« dire, de défaut d'habitude en fait d'éthérisation : on a voulu pré-
« tendre que l'éther était incapable de déterminer l'anesthésie pro-
« fonde avec résolution musculaire; voilà pourtant le résultat que
« depuis dix à onze ans nous obtenons journellement de la manière
« la plus complète! Le fait est même si vulgaire à Lyon qu'il n'y a
« pas un de nos aides qui ne soit en mesure de le reproduire à

« volonté. Faut-il rappeler que ce n'est pas le chloroforme qui a fait
« poser les indications de l'anesthésie, mais bien l'éther qui les a
« toutes remplies? Le chloroforme n'a fait surgir aucune indication
« nouvelle. Enfin énoncer que l'éther *rectifié* satisfait à tous les
« besoins de la grande chirurgie dans nos hôpitaux, sans porter
« atteinte à la vie des malades, c'est assez dire qu'il réussit complé-
« tement et peut suffire dans tous les cas; en d'autres termes, qu'il
« anesthésie tout aussi bien que son rival, sans en avoir les dangers.
« Telle est, en résumé, la série des principaux motifs pour lesquels
« je donne et j'engage fortement à donner la préférence à l'éther
« *rectifié*, à l'exclusion du chloroforme. »

La chirurgie lyonnaise, guidée par une sage expérience, montra
sur ce sujet un remarquable accord : MM. Diday, Desgranges et Rodet
parlèrent tour à tour en faveur de l'éther ; je regrette beaucoup que le
défaut d'espace ne me permette pas de retracer ici leur savante argu-
mentation. M. Rollet se rallia à leur avis ; et M. Bouchacourt, dont
un des élèves, M. Badoz, avait récemment fait le panégyrique du
chloroforme dans sa thèse doctorale, terminée par ces mots : « Le
chloroforme ne saurait trop être vanté et préconisé » (Strasbourg,
1856), M. Bouchacourt fit comme M. Rollet. Enfin, après plusieurs
séances consacrées à une discussion approfondie, la Société de médecine de Lyon vota, *à l'unanimité*, les conclusions suivantes :

« 1° L'éther employé pour produire l'anesthésie chirurgicale est
moins dangereux que le chloroforme ;

« 2° L'anesthésie s'obtient aussi constamment et aussi complète-
ment par l'éther que par le chloroforme ;

« 3° Si l'éther offre des inconvénients que le chloroforme ne pré-
sente pas au même degré, ces inconvénients ont peu d'importance et
ne compensent pas le danger inhérent à l'emploi de ce dernier ;

« 4° En conséquence, l'éther doit être préféré au chloroforme. »

Ces conclusions sont catégoriques ; elles venaient confirmer de tous points celles que, dix ans plutôt, j'avais moi-même formulées dans ma Clinique chirurgicale de l'Hhôtel-Dieu de Lyon (in-8°, 1850). Mais ce n'était plus une propagande individuelle et isolée, c'était une déclaration collective prononcée avec toute l'autorité d'une société savante. Une pareille sentence ne pouvait manquer tôt ou tard d'avoir son effet : l'année ne se passa pas sans qu'on vît la presse médicale parisienne s'émouvoir à l'occasion d'un nouveau cas de mort survenu dans les hôpitaux de Paris, et commencer à tenir un langage signifi-catif : « Devant ces sinistres qui augmentent sans cesse, disait M. A. Latour, en présence de cette mortuaire désolante, et dont le chiffre tous les jours s'élève, nous est-il permis de rester inflexibles dans des convictions qui ont eu leur raison d'être, mais que de tristes et trop nombreux évènements nous imposent le devoir de modifier ? Qu'est-ce qu'une conviction, si loyale soit-elle, à côté de la vie du plus humble des hommes, et n'est-ce pas le respect absolu et suprême pour la vie des hommes qui fait la grandeur et la dignité de notre art ? » (Union médicale, 24 novembre 1859). « Quant à présent, écrivait de son côté M. Dechambre, l'action toxique du chloroforme s'exerce dans des conditions si variées et parfois d'une manière si inattendue qu'on a peine à se sentir rassuré contre les chances de l'avenir, même par le procédé le plus rationnel. » (Gazette hebdoma-daire, 25 novembre 1859). Le temps n'était pas encore venu où l'on pouvait espérer que ces graves paroles convertiraient les esprits ; mais c'était des semences pour l'avenir. Si la vérité a une marche lente, du moins elle marche sans cesse et arrive toujours.

J'ai trouvé à Paris, dans une excursion récente, en 1864, que l'engouement pour le chloroforme n'était plus le même : les convic-tions étaient ébranlées ; quelques chirurgiens n'opéraient plus sans une certaine appréhension ; à mesure que le nécrologe du chloro-forme grossissait d'année en année, le nombre des dissidents parais-sait aussi augmenter ; il semblait que le moment n'était pas éloigné où tous ces avertissements de la mort, si tristement répétés, allaient enfin être entendus.

Je ne fus pas étonné quand naguère (1865) des tendances à un revirement général se sont manifestées à Paris. Ceux-là même qui s'étaient le plus acharnés à proscrire l'éther, se sont fait un devoir de proclamer la nécessité de revenir à lui : c'était noblement réparer une erreur. Pourquoi faut-il qu'on altère la vérité en alléguant que c'est à Naples qu'on emprunte l'éthérisation ? Qu'on veuille bien nous permettre de rétablir les faits : en 1847, M. Palasciano (de Naples) était à Lyon, où il séjourna longtemps pour des recherches anatomiques et chirurgicales ; il assista à tout ce que fit la chirurgie lyonnaise en fait d'éthérisation. Plus tard, de retour dans sa patrie, il y importa la nouvelle méthode anesthésique ; il était si satisfait de tout ce qu'il avait vu et appris dans la pratique de nos hôpitaux, que c'est à Lyon qu'il voulut s'approvisionner ; c'est de Lyon qu'il se fit expédier l'éther dont il avait besoin : M. Ferrand, pharmacien-chimiste de notre ville, fut chargé de préparer et de lui envoyer une forte quantité d'éther *rectifié*. Ce n'est pas tout : en 1851, Amédée Bonnet fut appelé à Naples pour y pratiquer une opération ; il s'y fit accompagner du docteur Pomiès, de Lyon ; l'éther lyonnais avait tant de réputation à Naples que le malade exigea expressément que l'opérateur apportât son éther de Lyon. Bonnet, qui alors avait abandonné le chloroforme, éthérisa et opéra au vu et su des confrères napolitains. Ainsi l'éthérisation, venue directement de Lyon, pénétra à Naples par deux voies. M. Palasciano, revenu dans nos murs en septembre 1864, pour le congrès médical de Lyon, a revu l'éther *rectifié* fonctionner, comme autrefois, dans nos hôpitaux, avec une complète réussite ; et il est vrai d'ajouter que, depuis plusieurs années, divers chirurgiens de la capitale ont successivement constaté le fait comme lui. Au demeurant, que Paris dise tirer l'éther d'où il voudra, mais qu'il l'adopte et l'emploie ! L'humanité avant tout. Qu'on veuille bien écouter la déclaration suivante : *Depuis environ quatorze ans qu'on a abandonné à Lyon le chloroforme*, et qu'on ne fait généralement usage que de l'éther *rectifié* à 62 et 63 ou 64 degrés, *nous n'avons pas eu à déplorer la mort d'une seule victime* dans la pratique des hôpitaux (8), qui, en moins de deux ans, en avait eu cinq à six avec le chloroforme. Voilà certes un enseignement qui mérite d'être médité et retenu.

Nul ne se méprendra sans doute sur l'intention de mon mémoire : si je désire que ma voix soit entendue, c'est que je voudrais rendre aux malades le service de préserver ceux dont un agent dangereux menace l'existence, et à mes confrères celui de leur épargner le remords d'avoir, par une pratique mauvaise, porté atteinte à la vie

---

(8) Je tiens à expliquer pourquoi je mets en dehors le cas de M. Barrier, relatif à une femme de 52 ans qu'il opérait en 1852, d'un ostéosarcome du maxillaire supérieur droit : « Son état général n'était pas satisfaisant ; elle montrait plus que son âge ; elle était faible, amaigrie, le teint pâle, même un peu jaunâtre comme dans la cachexie commençante. On hésita d'abord à l'opérer, etc. — Elle fut promptement endormie par l'éther ;... on commença par l'incision des parties molles, ce qui obligea à écarter l'éponge de dessous le nez ; l'air pouvait passer en assez grande quantité par les narines ; on lia quelques vaisseaux... J'avais, dit M. Barrier, déjà porté le ciseau sur quelques limites de la tumeur et coupé l'apophyse montante, quand je m'aperçus que la respiration s'arrêtait. Je suspendis l'opération, etc.... tout fut inutile. — La quantité d'éther, *non pas absorbée*, mais employée fut au plus de 30 grammes. » (Robert, *rapport à la Société chir.*, 1853). Cette femme me paraît rentrer dans la catégorie des sujets épuisés ou des vieillards qu'on a de tout temps, pu voir faute de réaction vitale, mourir au milieu des épreuves opératoires, avant qu'on eût recours aux anesthésiques. Ce qui me le fait penser, c'est qu'en 1840, c'est-à-dire bien avant l'éthérisation, j'ai vu dans le même cas et pour les mêmes causes, un homme d'ailleurs jeune, mais lymphatique et affaibli, que Bonnet opérait d'un ostéosarcome du maxillaire supérieur, succomber rapidement (avant qu'on eût terminé l'opération) par le fait seul du traumatisme et de la commotion. Je répéterai ici ce que M. Baudens disait avec beaucoup de raison : « On doit tenir grand compte des effets de la commotion inhérente aux grandes lésions traumatiques, de l'épuisement, etc., en un mot de toutes les causes débilitantes qui ôtent à l'organisme de sa puissance de résistance. » (*Académie des Sciences*, 18 juillet 1853). — Au reste, ne voulût-on adopter ni mon classement ni mon interprétation, il n'y aurait en définitive qu'un seul cas de mort à déplorer, sinistre que Lyon n'a plus revu depuis lors, et qui, je l'espère, ne se reproduira point avec l'*éther rectifié*.

de leurs clients. La plus douce récompense que je puisse ambitionner, ce serait de contribuer à mettre enfin un terme au regrettable nécro-loge du chloroforme.

Mémoire lu à l'Académie des sciences, belles-lettres et arts de Lyon, les 1er et 8 août 1865.

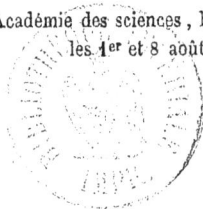

Lyon. — Imp. et Lith. de PINIER, rue Tupin, 31.

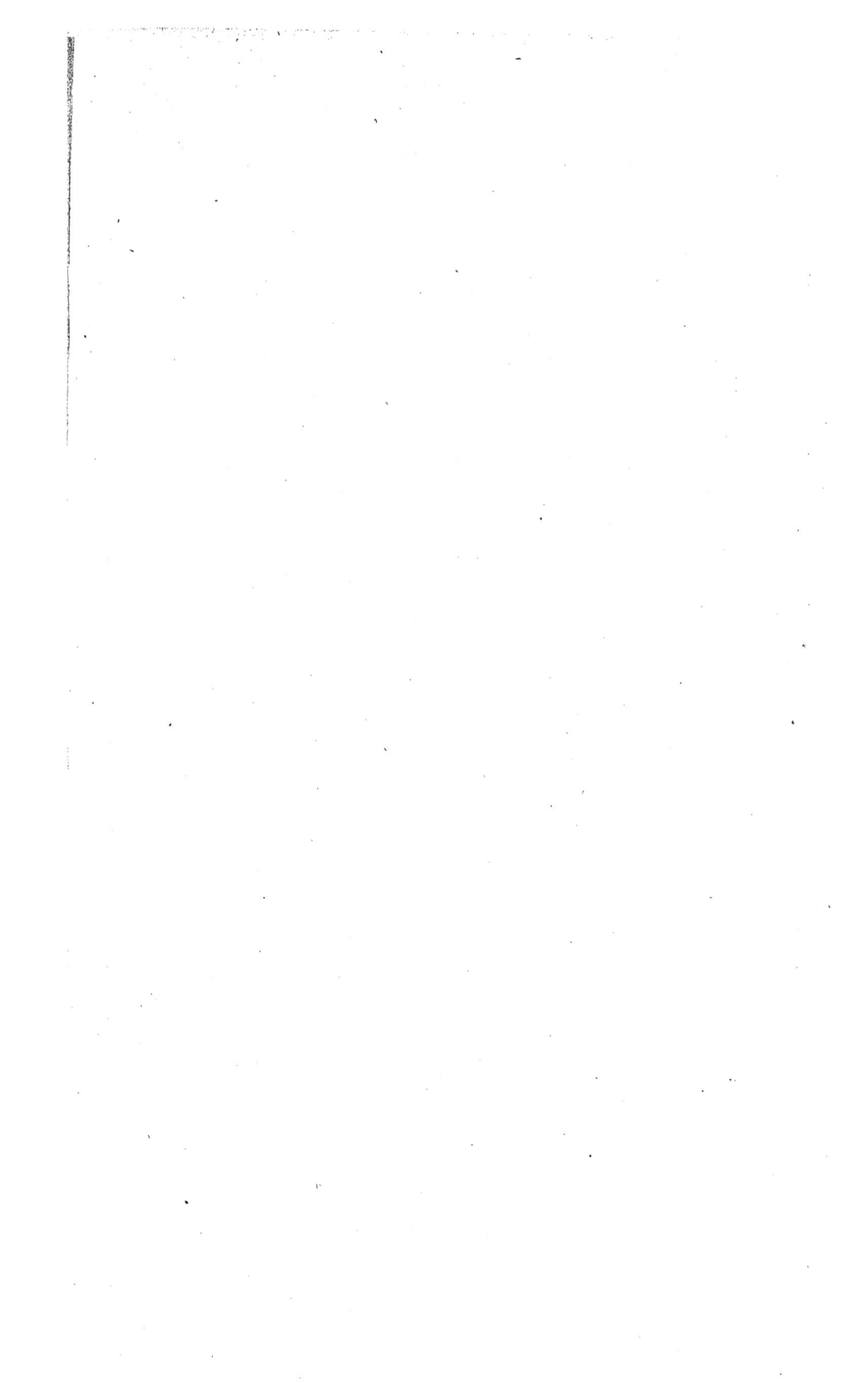